SERVICE
DES ÉPIDÉMIES
1888

QUESTIONNAIRE

F. DUCLOZ, LIBRAIRE-ÉDITEUR

MOUTIERS
Grand'rue
& Quai de la République

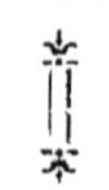

BRIDES-LES-BAINS
Chalet du Parc
Avenue de la Source.

1888

SERVICE
DES ÉPIDÉMIES
1888

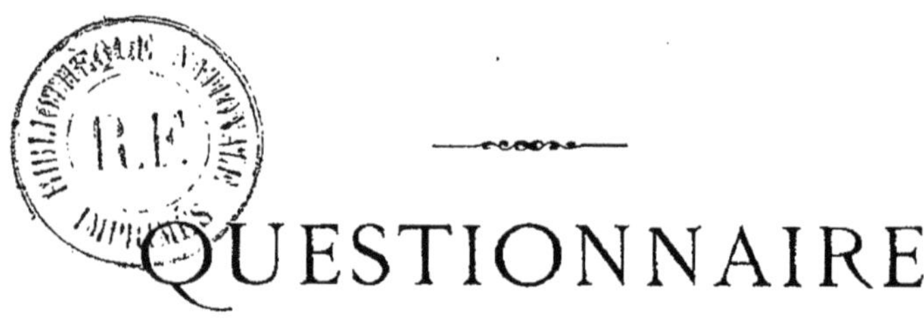

QUESTIONNAIRE

F. DUCLOZ, LIBRAIRE-ÉDITEUR

MOUTIERS
Grand'rue
& Quai de la République

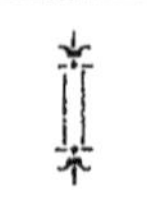

BRIDES-LES-BAINS
Chalet du Parc
Avenue de la Source.

1888

SERVICE DES ÉPIDÉMIES

— 1888 —

QUESTIONNAIRE

ARRONDISSEMENT de .... CANTON de ....

COMMUNE de ....

I. POPULATION

1. Indiquer les chiffres des recensements de la population de 1872, de 1876 et de 1881 :

ANNÉES	SEXE MASCULIN	SEXE FÉMININ	TOTAL
1872	500	600	1100
1876	450	550	1000
1881	400	500	900
	Total : 1350	Total : 1650	Total : 3000

2. Moyenne de la population en dix ans ? Pour l'obtenir diviser par trois les totaux des trois recensements, soit, ici, 3000 : 3 = 1000.

3. Différence entre le recensement de 1872 et celui de 1881 ?

En plus ou en moins ? Pour chacun des sexes ?

II. MARIAGES

4. (Se servir des tableaux du mouvement de la population ou bien des registres de l'état civil.)

Combien y a-t-il de mariages par an en moyenne en calculant sur dix ans ?

Indiquer pour l'un et l'autre sexe l'âge moyen auquel ont eu lieu les mariages pendant la période de dix ans (1872-1881). Pour cela additionner les âges de chaque sexe à part, celui des garçons d'un côté et celui des filles de l'autre, et diviser celui des garçons par le nombre de garçons, et celui des filles par le nombre de filles.

Ne pas tenir compte dans ce calcul des veufs, ni des veuves.

5. Classer les mois suivant le nombre de mariages qui ont eu lieu dans chaque mois en tenant compte cette fois des veufs et des veuves.

6. Combien y a-t-il de mariages par cent habitants ? On tiendra compte des veufs et des veuves. Pour cela on prend la moyenne de dix ans et on la compare à la moyenne de la population. Si en dix ans il y a eu 100 mariages, la moyenne est de 10 par an, et si la moyenne de la population pendant dix ans est de 1000, il y a en moyenne 1 mariage par cent habitants.

III. NAISSANCES

7. Combien de naissances en dix ans (1872-1881), (les morts-nés non compris) légitimes et illégitimes réunies ?

ANNÉES	GARÇONS	FILLES	TOTAL
1872	....	....	....
1873	....	....	....
1874	....	....	....
1875	....	....	....
1876	....	....	....
1877	....	....	....
1878	....	....	....
1879	....	....	....
1880	....	....	....
1881	....	....	....
	Total :	Total :	Total : ....

8. Combien en moyenne de naissances par an et combien de naissances par cent habitants ?

9. Combien de naissances illégitimes en dix ans, et en moyenne par an ?

10. Combien de naissances illégitimes pour cent naissances légitimes ?

11. Combien de naissances illégitimes par cent habitants ?

12. Classer les mois suivant le nombre des naissances en calculant toujours sur une période de dix ans ?

IV. MORTS-NÉS

13. Combien de mort-nés en dix ans ? Et combien en moyenne par an ?

14. Combien de morts-nés par cent naissances ? Si la moyenne des morts-nés est de 2 par an et le nombre des naissances de 10, on divisera 2 par 10 et l'on trouvera que la proportion des morts-nés sur cent naissances est de 20.

15. Classer les mois suivant le nombre des morts-nés ?

V. DÉCÈS

(non compris les morts-nés.)

16. Indiquer sur un tableau conforme à celui ci-après les décès par année et par mois ?

ANNÉES	Janvier	Février	Mars	Avril	Mai	Juin	Juillet	Août	Septembre	Octobre	Novembre	Décembre	TOTAUX
1872													
1873													
1874													
1875													
1876													
1877													
1878													
1879													
1880													
1881													
Totaux :													

17. Combien en moyenne de décès par an et combien de décès par cent habitants ? Pour cela on prend la moyenne de la mortalité de dix ans et on la compare à la moyenne de la population, comme on a fait pour les naissances. Ainsi, si en dix ans il

est mort 100 personnes, la moyenne de mortalité est de 10 par an, et si la commune comprend 1000 habitants, il y a en moyenne par an dans la commune 1 décès par cent habitants.

18. Classer les mois suivant le chiffre des décès.

VI. MORTALITÉ INFANTILE

(non compris les morts-nés)

19.

1872	*1873*	*1874*	*1875*	*1876*	*1877*	*1878*	*1879*	*1880*	*1881*	TOTAUX
1° Enfants morts *de un jour à un an.*										
....	....	....	....	....	....	....	....	....	....	....
2° Enfants morts *de un an à deux ans.*										
....	....	....	....	....	....	....	....	....	....	....

20. Combien est-il mort d'enfants d'un jour à un an en dix ans ?

21. Combien en moyenne en meurt-il par an ?

22. Quelle est la proportion de cette mortalité sur les naissances ?

Ainsi, si la mortalité moyenne des enfants de un jour à un an est de 5 par an et que le chiffre moyen des naissances annuelles soit de 20, cette proportion sera de 5/20 ou de 0,25.

23. Combien meurt-il d'enfants d'un jour à un an dans la commune sur cent naissances? Pour le savoir on multiplie par 100 le quotient précédent et l'on obtient 25 0/0 dans l'exemple choisi.

24. Combien est-il mort d'enfants d'un an à deux ans en dix ans ?

25. Combien en moyenne en meurt-il par an ?

26. Quelle est la proportion de la mortalité des enfants de un an à deux ans relativement aux naissances ? Pour le savoir il faut d'abord déduire du chiffre moyen annuel des naissances le chiffre de la mortalité moyenne des enfants de un jour à un an. Ainsi dans l'exemple choisi ci-dessus, il est mort 5 enfants de un jour à un an sur 20 naissances, il n'y a donc que 15 enfants qui arrivent à la deuxième année. Si sur ces 15 il en meurt 3 de un an à deux ans, la mortalité à cet âge dans la commune sera de 3/15 ou de 0,20.

27. Quelle est la proportion de la même mortalité sur cent naissances ? Il suffit pour le savoir de multiplier par 100 le quotient précédent, et dans l'exemple choisi on trouve 20 0/0.

28. Classer les mois suivant les chiffres de la mortalité infantile ?

VII. RENSEIGNEMENTS DIVERS

29. Quelle est de 1872 à 1881 (soit pendant dix ans) la proportion pour cent habitants de la mortalité annuelle des personnes aux âges suivants : de 2 ans à 5 ans ; de 5 à 10 ans ; de 10 à 20 ans ; de 20 à 30 ans ; de 30 à 40 ans ; de 40 à 50 ans ; de 50 à 60 ans ; de 60 à 70 ans ; de 70 à 80 ans ; de 80 à 90 ans ; de 90 à 100 ans ?

Supposons pour expliquer ces calculs que la mortalité en dix ans des personnes âgées de 60 à 70 ans ait été de 5 dans une commune où la moyenne de la population est de 1000 habitants. La proportion de la mortalité *annuelle* par mille habitants sera de 0,5, et par cent habitants de 0,05. C'est-à-dire qu'il faudra dix ans pour que mille habitants perdent 5 personnes de 60 à 70, et cent ans pour que 100 habitants en perdent 5 de cet âge. On arrive à ce résultat en divisant la *moyenne annuelle* de la mortalité à un âge donné par la moyenne de la population, et en multipliant le quotient par 100.

30. Quelle est de 1872 à 1881 la moyenne de la vie dans la commune, à compter

1° De l'âge de un jour à 25 ans ;

2° De l'âge de 25 ans à la fin ?

Pour l'obtenir, additionner les âges des décédés de un jour à 25 ans et diviser la somme par le nombre des décédés de cette catégorie.

Faire des calculs identiques pour trouver la moyenne de la vie à partir de 25 ans.

31. Quelle est la moyenne de la vie dans votre commune pendant cette même période, en comptant de un jour jusqu'à la fin ? Pour cela il faut additionner les âges des décédés pendant dix ans et diviser la somme par le nombre des décédés.

32. Nombre des suicidés pendant dix ans ?

33. Genre de suicide ? Causes ordinaires du suicide ?

34. Rechercher, s'il est possible, en suivant le même système, quelle était la moyenne de la vie dans la commune il y a 50, 100 ou 200 ans ?

35. Le nombre des mariages a-t-il diminué ou augmenté depuis une vingtaine d'années ? Quelles en sont les causes ? Dans quelles proportions ont-ils diminué ou augmenté ?

36. Faire mêmes recherches pour les naissances.

37. Quelles sont les causes de mortalité les plus apparentes pour 1° les enfants, 2° les adultes, 3° les vieillards et pour 1° les hommes, 2° les femmes.

38. Quelles sont les épidémies qui sévissent le plus souvent dans la localité? Quelles causes leur attribue-t-on ?

39. Y a-t-il des maladies vénériennes dans la commune? La syphilis ou grande vérole y existe-t-elle ?

40. Consomme-t-on beaucoup d'eau-de-vie dans la commune ?

Y fait-on un grand usage du tabac ? Y a-t-il souvent des fêtes publiques ? Y danse-t-on ?

41. L'alimentation des habitants est-elle bonne, meilleure qu'il y a une trentaine d'années ? Fait-on généralement usage de vin et de viande fraîche ?

42. L'eau que l'on boit est-elle de sources, de ruisseaux ou de puits? La conduite des eaux des fontaines publiques est-elle à ciel ouvert ou à conduits fermés ? De quelle nature sont ces conduits ?

43. Les habitations sont-elles saines, bien sèches avec planchers en bois et bien éclairées à grandes fenêtres ? Tendent-elles à devenir meilleures et se préoccupe-t-on, en les construisant, des lois de l'hygiène ?

44. Les gens habitent-ils généralement à l'écurie avec les animaux, ou ont-ils des appartements à part ?

45. Se marient-ils volontiers entre parents ? Prennent-ils femmes dans la commune, ou bien vont-ils chercher femmes ailleurs ?

46. Émigrent-ils beaucoup ? Où vont-ils généralement ? Quel est au dehors le genre de leurs occupations ?

47. Reviennent-ils généralement dans la commune au bout de quelques années, ou restent-ils pour toujours fixés ailleurs ?

48. Quels avantages ou quels inconvénients voyez-vous dans leur émigration ?

49. Quelles sont les dispositions naturelles des habitants de votre commune? Sont-ils laborieux ou paresseux, doux ou emportés, économes ou prodigues, sobres ou ivrognes, propres ou sales, francs ou trompeurs, intelligents ou bornés ?

50. Se livrent-ils au commerce, à l'industrie ou à l'agriculture ?

51. Quelles sont généralement leurs opinions politiques? Sont-ils indifférents en matière de religion ou très fervents ?

52. Combien y a-t-il de personnes atteintes d'aliénation mentale dans la commune? Et combien qui sont soignées dans une maison de santé ? Quel est généralement leur genre de folie?

53. Combien y a-t-il de familles inscrites au bureau de bienfaisance et combien à peu près ce nombre représente-t-il de personnes? Quelles sont les libéralités annuelles du bureau de bienfaisance en argent et en nature?

54. Indiquer le plus approximativement possible combien il y a dans la commune : 1° d'épileptiques, 2° de crétins, 3° d'idiots, 4° de goîtreux, 5° de bossus, 6° de boiteux, 7° de pieds-bots ou pieds tordus, 8° de becs de lièvre, 9° et en général d'infirmes jeunes et d'infirmes vieux, gagnant péniblement leur vie, ou incapables de gagner leur vie ? Quelle est la cause du goître dans la commune ?

55. Y a-t-il beaucoup de poitrinaires ou de phtisiques dans la commune, de rhumatisants, de sourds, de maladies d'yeux ou des paupières, d'hernies vulgairement appelées efforts?

56. Fait-on généralement appeler un docteur-médecin auprès des malades, ou bien les malades res-

tent-ils généralement privés de tous soins médicaux ?

57. Y a-t-il une société de secours mutuels dans la commune ? De combien dispose-t-elle de fonds ? Quel est le nombre des sociétaires ?

58. Les écoles sont-elles bien installées ? Ont-elles des locaux salubres ? Ou sont-elles installées dans des réduits insalubres ?

59. Cultive-t-on la vigne dans la commune ? Y a-t-il beaucoup de champs ou beaucoup de pâturages ? Quelle est la nature du sol ? Est-il sec ou humide ? Peut-on l'arroser, et l'arrose-t-on souvent ?

Y a-t-il des forêts ? Quels sont les arbres ou arbustes qui y poussent ?

Y a-t-il des arbres à fruits dans la commune ? Quels sont-ils ?

Y a-t-il des marais ?

60. La nappe d'eau souterraine est-elle à une grande ou à une petite profondeur de la surface du sol ?

61. La partie habitée du territoire de la commune est-elle bien exposée au soleil ? Reçoit-elle le soleil levant ou le soleil couchant ? Reçoit-elle le soleil pendant toute l'année ou pendant une partie de l'année seulement ? Y a-t-il beaucoup de villages qui n'ont pas le soleil toute l'année, quelle est leur population ?

62. La température est-elle très froide en hiver et très chaude en été ? A quel degré minimum descend le thermomètre en hiver et à quel degré maximum monte-t-il en été ? La température varie-t-elle beaucoup ? Quels sont les vents qui soufflent ordinairement ? Quels sont ceux qui sont redoutés pour la santé des gens ou pour l'existence des produits de la terre ?

63. Quelle est en moyenne l'épaisseur de la nappe

d'eau de pluie qui tombe annuellement dans la commune ?

64. A quelle altitude se trouve la commune ?

65. Quelles sont les choses remarquables ou précieuses que possède la commune, antiquités, mines, carrières, eaux thermales, etc. ?

66. Quels sont les proverbes ou sentences de la localité ? En citer le plus possible ?

67. Quels sont les préjugés du pays relatifs au mariage, à la grossesse, à l'enfantement, au baptême, à l'allaitement, au sevrage, à l'enfance, à l'âge mûr, à la vieillesse et enfin aux principales circonstances de la vie ? Ainsi dans certaines communes on considère comme un malheur pour une femme qu'elle accouche à minuit sonnant.

68. Quelles sont les légendes principales de la localité ? Y croit-on aux revenants, à l'esprit follet, à l'influence des sorciers, à la puissance des gens qu'on accuse de donner mal ou à qui on attribue le pouvoir de guérir par le secret ?

69. Y a-t-il dans la localité des sanctuaires où l'on aille en pèlerinage, lesquels ? Combien y a-t-il de chapelles, de croix et d'oratoires dans la commune ?

70. Quelles sont les habitudes qui tranchent avec les mœurs ordinaires de la société des villes, ainsi comment se font les demandes en mariage, les mariages, les noces, les baptêmes, les funérailles, etc. ?

71. Que présentent de particulier les fêtes publiques, patronales et autres ?

72. Pour résumer en quelques mots les renseignements demandés, je dirai qu'il faut autant que possible indiquer la physionomie de la commune au moral et au physique.

73. Il serait bon aussi d'avoir quelques photographies représentant des types de figures et de costu-

mes et aussi des vues des principaux sites ou monuments de la commune. Si vous pouvez m'en adresser vous m'obligerez infiniment et vous contribuerez puissamment à donner un grand intérêt à l'ouvrage.

Je vous prie, monsieur le secrétaire, de vouloir bien me fournir tous ces renseignements le plus tôt possible. La peine que je vous donne est grande, je le reconnais, mais j'espère qu'elle ne sera pas perdue. On peut, avec les matériaux que vous me fournirez et avec ceux que j'ai déjà recueillis, faire quelque chose d'intéressant. J'inscrirai votre nom sur la liste des personnes qui auront bien voulu m'aider dans ma tâche et je vous adresserai un exemplaire de l'ouvrage.

Vous pourrez, si vous le préférez, m'envoyer vos renseignements sous le couvert de M. le maire de votre commune par la voie de M. le maire de Bourg-Saint-Maurice (Savoie), en ayant soin de mettre les plis sous bandes et d'inscrire sur la bande : *Service des épidémies.*

Je vous prie, monsieur le secrétaire, de signer au bas de votre travail, vos nom et prénoms très lisiblement afin que je puisse les citer avec exactitude.

Veuillez agréer, monsieur le secrétaire, mes salutations les plus empressées.

Dr EMPEREUR,

Médecin des Épidémies à Bourg-Saint-Maurice (Savoie).

Moutiers. — Imprimerie F. Ducloz.

www.ingramcontent.com/pod-product-compliance
Ingram Content Group UK Ltd.
Pitfield, Milton Keynes, MK11 3LW, UK
UKHW020231200726
13856UKWH00004B/1711

9 782013 542074